「統合失調症のD-細胞仮説」からみた
精神疾患の新規治療戦略

著

池本桂子

星和書店

Novel therapeutic strategies of mental illnesses in view of "D–cell hypothesis of schizophrenia"

by
Keiko IKEMOTO, M.D.

前　　書　　き

　統合失調症は，幻覚・妄想・精神運動興奮などの陽性症状，感情の平板化・ひきこもり・解体などの陰性症状，認知機能障害を主症状とする，人口の約 1 ％にみられる病気であり，精神科入院患者の中で最も高い割合を占めている。社会復帰ができる場合にも，本人，家族，治療者や，地域社会の人たちが多大な努力を払う。精神疾患のレッテルを張られ，偏見に苦しむ人々も少なくない。

　筆者は，母校の滋賀医科大学の精神医学講座で，米国精神医学会の診断基準である DSM の翻訳で知られる髙橋三郎教授のもと，卒業生第一号の女性入局者として，研修医時代から統合失調症の診断と治療に関わった。大学院時代には，モノアミンの組織化学を専門とする解剖学の故・前田敏博教授，髙橋三郎教授，メープルクリニック院長の佐藤啓二先生から指導を受けた。そして，ニホンザルを用いて行った霊長類の側坐核の化学的不均質性についての論文を 1995 年に発表し，側坐核が，げっ歯類の場合と同様に，抗精神病薬の作用部位として重要であること，ドパミン，ノルアドレナリン，神経ペプチドなどの神経活性物質が豊富に存在する領域であることを述べた。大学院在学中の 1995 年にフランス政府給費留学生としてリヨンにあるクロードベルナール大学実験医学講座の故・ミッシェル・ジュヴェ教授の研究室に留学する機会を得（**写真 1**），日本人研究者の北浜邦夫博士のもとで，モノアミン酸化酵

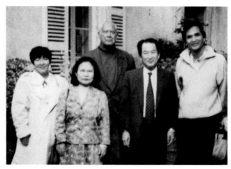

▲写真 1
フランス政府給費留学生時代の 1995 年 8
月，オランジにある昆虫学者ファーブルの生
家の前で。右から北浜邦夫先生，故・前田敏
博先生，故・ミッシェル・ジュヴェ先生，前
田一美先生，筆者

素 B 型（MAOB）の酵素組織化学をモノアミン酸化酵素 A 型（MAOA）
欠損マウスを用いて行った。この MAOB は，モノアミンの中でも，ドパ
ミンやセロトニンとは異なり，nano molar のレベルで生体内にごく微量
だけ存在するトレースアミン（微量アミン）を分解する酵素でもあった。
　さらに，1996 年，北浜先生のスライドグラスから偶然見せていただ
いた，ヒトの死後脳のスライドグラスの側坐核，線条体の領域に芳香族
L−アミノ酸脱炭酸酵素（aromatic L−amino acid decarboxylase：AADC，
ドーパ脱炭酸酵素［dopa decarboxylase：DDC］ともいわれる）とい
う，β−フェニルエチルアミン（β−phenylethylamine：PEA）やチラ
ミンなどのトレースアミンを合成する酵素をもっていても，ドパミンや
セロトニンの合成に必要な酵素のない，AADC 単独ニューロンを発見
した（写真 2）。これが D−ニューロンである。統合失調症の死後脳研
究を実施して，このニューロン群が脱落していたことを 2003 年に発表

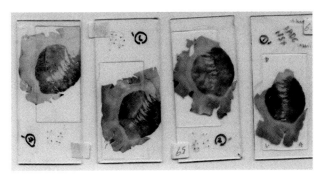

▲写真 2
北浜先生のヒト死後脳のスライドグラスに芳香族 L-アミノ酸
脱炭酸酵素(aromatic L-amino acid de-carboxylase：AADC)
単独ニューロンを発見

し，2012 年に「D-細胞仮説」の提唱に至った。β-フェニルエチルア
ミンが，外来性の覚醒剤，すなわちアンフェタミンやメタンフェタミン
と化学構造式の似た内在性物質であることは大変興味深い。

　トレースアミンと精神疾患との関係が指摘され始めたのが 1970 年代
であり，「D-細胞」が，Jaeger らによってラットの脳で報告されたの
が 1983 年，トレースアミンの受容体の遺伝子がクローニング（遺伝子
を単離すること）されたのが 2001 年である。その時から，精神神経疾
患の新規治療薬の標的受容体としてトレースアミンの受容体が有望で
あるという理由で，スイスの Hoffmann La Roche 社を中心に創薬の仕
事が活発に行われ始めた。精神神経疾患の創薬で重要なのは，サブタ
イプのうちトレースアミン関連受容体 1 型（trace amine-associated
receptor 1：TAAR1）であった。

　2020 年，大日本住友製薬が開発し，米国の Sunovion 社が臨床治験を
実施していた SEP-363856 という化合物が，第Ⅱ相試験の結果，統合
失調症の陽性症状と陰性症状を改善させ，しかもドパミン D2 受容体を

直接介さない作用機序により，錐体外路症状，メタボリック症候群など，従来の抗精神病薬で問題となる副作用が生じない，という報告が，トップジャーナルの New England Journal of Medicine の４月号に掲載され，世界の注目するところとなった。COVID−19 のパンデミックの最中の青天の霹靂である。

　筆者の提唱した「統合失調症のＤ−細胞仮説」では，TAAR1 アゴニストの有望性を予示していたので，この新薬を治験の段階に進めるか否かという判断に際しては，後押しする形となったようだ。

　福島第一原子力発電所の南 44km に位置し，2011 年の東日本大震災の被災基幹総合病院となった病院の常勤医をしながら，海外のカンファレンスに参加し，「統合失調症のＤ−細胞仮説」と TAAR1 アゴニストへの期待について，何度も発表させていただいた。

　このたび本にまとめてはどうかという友人たちの進言によって，この本が刊行されることになった。お世話になった先生方，創薬関連の方々，友人，家族に謝意を表したい。

2021 年 1 月　池本桂子

　追伸：

　恩師のミッシェル・ジュヴェ先生は，2011 年 3 月 11 日に発生した東日本大震災に際し，被災地の窮状を察知され，その 2 日後の 3 月 13 日の日付けで，いわき市の市立病院から他の場所にある研究施設に移れるように，Ｄ−ニューロンの研究への期待もこめて推薦状を書いてくださいました（**写真 3 a**）。さらに，その後，いわき市の放射線レベルは風向きの関係で福島市よりずっと低いとはいえ，問題の原子力発電所に近い被災病院では研究できないので，他の研究施設へ行けるように別の推

UNIVERSITE CLAUDE BERNARD

Département de Médecine Expérimentale
INSERM U 52 "Onirologie Moléculaire"
CNRS URA 1195 "Neurophysiologie et Neurochimie"

Directeur : Professeur Michel JOUVET

13 March 2011

Member of the French Academy of Sciences

To Whom it may concern

This is to recommend Mrs Keiko Ikemoto to a position of full professor in the domain of Neurosciences - I have met often Mr Keiko Ikemoto, in my department when she could stay for a long period and give quite interesting lectures in the domains of both Psychiatry and mainly in the very recent problem concerning the monoaminees containing Neurons (serotonin - Noradrenalin, Dopamine) in relationship with neuropsychiatry (Schizophrenia) or Neurological diseases (as Parkinson) - In this field, Mrs Keiko Ikemoto was instrumental in the discovery of putative neural stem cell located in the subventricular zone. Such a finding may open a very fruitful approach for a new Therapeutic of Parkinson disease or mental disease (as Schizophrenia).

Not only, Mrs Keiko Ikemoto has a very large scientific background, but she has also a gift for giving very scholarly lectures which can be understood easily by students.

Professor Michel Jouvet

8, AVENUE ROCKEFELLER - 69373 LYON CEDEX 08 - tél. 78 77 70 00 - poste
Secrétariat 78 77 70 41 - FAX 78 77 71 58

▲写真３a
恩師のミッシェル・ジュヴェ先生からいただいた震災後１通目
の推薦状

薦状（**写真３b**）も作ってくださいました。けれども病院の精神科医師
は筆者１名のみであり，うつ状態から自殺企図に至る救命センター搬送
患者さんが頻繁に院内紹介され，ラボ研究自体は全く進みませんでし

PROFESSEUR MICHEL JOUVET

MEMBRE DE L'INSTITUT

To whom it may concern

This letter is to recommand strongly Mrs Keiko Ikemoto for an Academic Research position in a Medical Research Institute :

I am an emeritus professor of Experimental Medicine in the medical school of Lyon's university, in France, and a member of the French Academy of Sciences.

My recommendation is based on the following facts :

Mrs Keiko Ikemoto has been working in my laboratory during one year in 1995-1996, with a grant from the French government. Working together with Kunio Kitahama, a Japanese scientist established permanently in my laboratory, Mrs Keiko Ikemoto has developed new techniques for studying monoaminoxydase B (MAO B), in connection with enzyme histochemistry of MAO A in knockout mice.

During her stay, Mrs Ikemoto has demonstrated such an extraordinary capacity for working that she has been able to be the coauthor of 16 papers (n° of her publication list : 1-2-3-4-5-6-7-9-10-12-13-16-17-18-19-20).

I was impressed both by her motivation, and her maturity in the discussion of new findings : she would never accept a new fact without checking every counterarguments. Since 1997, Mrs Ikemoto has occupied many positions in biochemistry, clinical research, sleep disorders, legal medicine, mainly in Fukushima (2004-2012).

An outline of her latter work concerning the pathophysiology of schizophrenia is a major, historical step in discovering the causes of this disease :

In summary, Pr Ikemoto has been able to demonstrate the mechanisms of mesolimbic Dopamine (DH) hyperactivity in schizophrenic patients. She found that so called "D cells" which produce trace amine though DOPA decarboxylase are decreased in the striatum of schizophrenic patients. This would be the result of the hypofunction of stem cells located in the subventricular zone of lateral ventricle. It should be emphasized that Pr Ikemoto D cell hypothesis is a new concept which is now verified by many different scientists in the world.

The really excellent world of Dr Ikemoto is also proved by her bibliography which contains 53 papers, 7 awards and 18 nominations for membership in Japanese, USA and French societies.

Since Pr Ikemoto could not work anymore in Fukushima because of the terrible earthquake and Tsunami on march 3, 2011.

I really think that the nomination of Pr Keiko Ikemoto in a prestigious university would be both a reward and encouragement for such a remarkable scientist which will contribute to maintain the Japanese school of Biopsychology and Biochemistry as the best in the world.

Pr Michel Jouvet

▲写真３b
恩師のミッシェル・ジュヴェ先生からいただいた２通目の推薦状

た。その分，海外の学会には参加させていただき，臨床の現場では，ストレス，対人関係，加齢，アルコール摂取と幻覚妄想状態の関係について，日々考えることになりました。ジュヴェ先生の優しいお気持ちを無にしたくなかったので，可能な限り研究者のスタンスを保ちました。先生は2017年10月3日に91歳で亡くなりましたが，暖かい海外の恩師のお陰で今に至っていることを申し添えます。

Contents

はじめに

　統合失調症は，疫学的には，世界中のどの地域においても人口の1％
に発症する精神疾患である。患者は，幻覚，妄想などの陽性症状，解体
思考，感情の平板化，ひきこもりなどの陰性症状，認知機能障害を呈
する。統合失調症の病因に関して，ドパミン（DA）機能障害[29, 91, 100]，
NMDA受容体機能低下[72, 102]，神経発達障害[14, 65, 78]，神経幹細胞（NSC）
機能低下[23, 79]などの仮説がある。これらの仮説については，多くの検証
がなされたが，中脳辺縁ドパミン系過活動の分子基盤は，長く解明され
なかった。

　ドパミンの機能を調節するトレースアミン（もしくは，微量アミン）
の受容体[63]が，2001年にクローニングされ[8, 12]，トレースアミンシグナ
ルの減弱が中脳ドパミンニューロンの発火頻度を増加させることが明
らかになった[11, 104]。中枢神経系のトレースアミン合成細胞は，1983年
に「D−細胞」として記載された[46]。筆者は，1997年，ヒトの線条体に
おける「D−ニューロン」の存在を「ヒト線条体に特異的なドーパ（3, 4
−dihydroxyphenylalanine）脱炭酸ニューロン（dopa decarboxylating
neurons）」（**図1A, B**）として記載し[36]，その後2003年に統合失調症の
線条体，側坐核（**図2**）において「D−ニューロン」が減少しているこ
とを報告した（**図3**）[41]。

　本書では，統合失調症における中脳辺縁ドパミン系の過活動を線条体
D−ニューロンの減少によって説明する，「D−細胞仮説」（**表1**）につい
て論じる。さらに，D−細胞仮説を支持する症例を提示し，TAAR1創
薬の有望性について考察する。

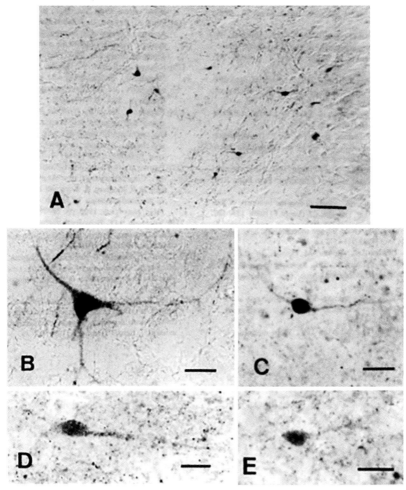

図1A　ヒトの側坐核に存在した直径15〜35μmの芳香族L-アミノ酸脱炭
　　　酸酵素（AADC）免疫陽性ニューロン（D-ニューロン）。チロシン水
　　　酸化酵素（TH），トリプトファン水酸化酵素（TPH）の抗体に対す
　　　る免疫反応性を示さなかった。D-ニューロン，もしくはトレースア
　　　ミンニューロン1型とも呼ばれる。β-フェニルエチルアミン（β-
　　　phenylethylamine：PEA）などのトレースアミンを合成する。大半が内
　　　在性の中型有棘細胞と考えられる。Bar　A：100μm, B-E：25μm

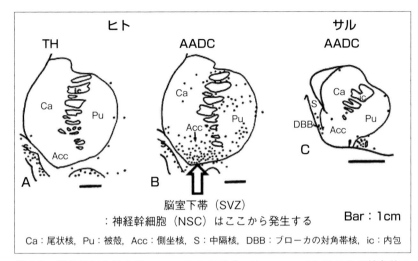

図1B　線条体におけるD-ニューロンの分布。D-ニューロンはサルの線条体で
　　　はみられなかった（C）。また，チロシン水酸化酵素（TH）をもたない
　　　（A）。側坐核下縁は，神経幹細胞（NSC）が発生する脳室下帯（SVZ）
　　　とオーバーラップし，ここからD-ニューロンができると推測される（B）

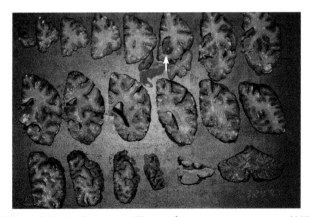

図2　剖検脳の右半球を約1cmの厚さのブロックにスライスし，前頭部スライ
　　ス（左上）から後頭部（右下方）に向けて並べたもの。白い矢印が側坐
　　核を示す。最下段右端が小脳水平断スライス，その左が脳幹部の矢状断
　　スライス。筆者の行った浮遊法による免疫組織化学では，ブロックをさ
　　らに4cm四方程度に整えて，−20℃に凍結させ，クリオスタットで50
　　μmの厚さにスライスし，前処理を加えて，AADC等に対する抗体と反
　　応させ発色する，という方法を採用していた

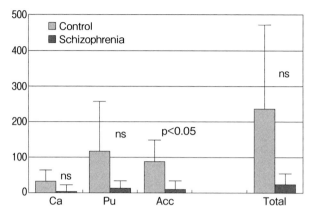

図3 対照脳 5 例（27−64 歳），統合失調症 6 例（51−78 歳）の死後脳におけ
る尾状核（Ca），被殻（Pu），側坐核（Acc）の D−ニューロン数の比較。
T 検定で近似した（独立行政法人国立病院機構花巻病院倫理委員会の承
認を得て施行）。厚さ 50 μm の切片における AADC 免疫陽性ニューロン
数は，死後から固定までの時間（postmortem interval to fixation：PMI）
が長くなるにしたがって減少した。定量比較は PMI が 8 時間以内の脳試
料のみを用いて行った。統合失調症の側坐核では AADC 免疫陽性ニュー
ロン数は有意（P<0.05）に少なかった（文献 41 より）

表1 「統合失調症の D−細胞仮説」（2012 年）の概要（文献 43 〜 45 より）

1．死後脳の組織化学的研究から発展した精神疾患病態仮説
2．統合失調症の神経幹細胞（NSC）機能障害仮説とドパミン（DA）仮説をつ
   なぐ
3．中脳辺縁ドパミン過活動のメカニズムを説明する
4．進行性病態を説明する
5．TAAR1 創薬の有望性を示す

Ⅰ　D-細胞

　D-細胞は，Jaeger らにより「芳香族 L-アミノ酸脱炭酸酵素（aromatic L - amino acid decarboxylase：AADC＝dopa decarboxylase：DDC）を含有するが，ドパミン，セロトニンなどのモノアミンを含有しない細胞」と定義され，ラット中枢神経系に存在するトレースアミン合成細胞として 1983 年に報告された[46]。この細胞の局在は，尾側から吻側へ D1（脊髄）～ D14（分界条床核）の 14 群に分けて記載された[47, 48]。これは，"A"（ドパミンとノルアドレナリン），"B"（セロトニン），"C"（アドレナリン）ニューロン群という，モノアミンニューロンの記載方法に対応した分類である。AADC は，ドーパ脱炭酸酵素（dopa decarboxylase：DDC）と同一の酵素であり，モノアミン合成に不可欠である。"D"ニューロン群の D は，「decarboxylation」を表している（表 2）。

　D-細胞は，さらに，前駆物質のアミノ酸を取り込んでアミンを合成する，末梢の APUD（amine precursor uptake and decarboxylation）

表 2　神経細胞体の局在に従ったアミン神経系群の命名法

名称	神経活性物質	局在
A 群	ノルアドレナリン（NA） ドパミン（DA）	A1-7 A8-16
B 群	セロトニン（5-HT）	B1-14
C 群	アドレナリン（AD）	C1-3
D 群	トレースアミン 1 型（TA1）	D1-18

D：decarboxylation（脱炭酸）

カテコールアミン	インドールアミン	トレースアミン		
チロシン	トリプトファン			
⇓ TH	⇓ TPH			
ドーパ	5-ヒドロキシトリプトファン	トリプトファン	チロシン	フェニルアラニン
⇓ AADC	⇓ AADC	⇓ AADC	⇓ AADC	⇓ AADC
ドパミン	セロトニン	トリプタミン	チラミン	フェニルエチルアミン
⇓ DBH	⇓セロトニンN-アセチルトランスフェラーゼ			
ノルアドレナリン	N-アセチルセロトニン			
⇓ PNMT	⇓ヒドロキシインドール-O-メチル基転移酵素			
アドレナリン	メラトニン			

AADC（=DDC）はトレースアミンの律速合成酵素
TH ：チロシン水酸化酵素（tyrosine hydroxylase）
PNMT：フェニルエタノールアミン-N-メチル基転移酵素（phenylethanolamine-
　　　 N-methyltransferase）
DBH ：ドパミン-β-水酸化酵素（dopamine-β-hydroxylase）
TPH ：トリプトファン水酸化酵素（tryptophan hydroxylase）

図4　生体アミンの生合成経路

系と同様の機能を有するとも考えられている[60]。中脳を破壊したパーキンソン病モデルラットでは，線条体の AADC ニューロンが，L-ドーパ（L-3,4-dihydroxyphenylalanine，L-dopa）を取り込んでドパミンを合成するという報告がある[69]。

　精神神経疾患の既往のない法医剖検脳に AADC 免疫組織化学を適用すると，ヒトでは，げっ歯類の背側線条体に相当する尾状核と被殻（D15），腹側線条体の側坐核（D16）以外に，前脳基底部[37]，大脳皮質[38]に D-ニューロンが局在していた。げっ歯類の背側線条体，側坐核（腹側線条体），前脳基底部，大脳皮質における局在は，すでに Nagatsu

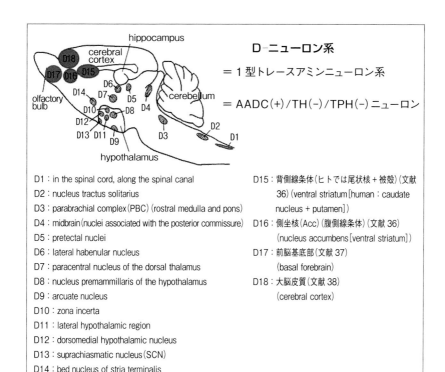

図 5　D-ニューロン系（＝ 1 型トレースアミンニューロン系）の模式図
　　　（文献 40, 42, 45, 47, 48 より）

らのグループが報告していた[60, 98]が，それぞれ，D15，D16，D17，D18 と特定した（**図 5，表 3**）[39, 40, 42, 45]。

　げっ歯類，ネコ，サルと異なり，ヒト死後脳サンプルでは，中脳，延髄などの脳幹部において，D-ニューロン同定は困難であった[57]。ヒトではD-ニューロンが前脳優位に局在し，高次精神機能と精神疾患の病態において重要な役割を担うことが推測される。

表3 トレースアミン受容体1型（TAAR1）のリガンド（早期に知られていたもの）（文献109より）

トレースアミン	チラミン，オクトパミン，β-フェニルエチルアミン（PEA）
他のアミン	d- および l-アンフェタミン，メタンフェタミン，3,4-methylenedioxymethamphetamine（MDMA），3-iodothyronamine（T1AM）
カテコールアミン代謝物	3-methoxytyramine（3-MT），4-methoxytyramine（4-MT），normetanephrine, metanephrine
ドパミントランスポーター（DAT）ブロッカー	nomifensine
DA作動薬	アポモルフィン，ブロモクリプチン
幻覚惹起剤	lysergic acid diethylamide（LSD）

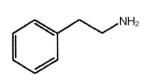

β-フェニルエチルアミン(PEA)

トリプタミン

p-チラミン

p-オクトパミン

m-チラミン

m-オクトパミン

3-iodothyronamine（T1AM）

アンフェタミン

メタンフェタミン

Ⅱ　トレースアミンと精神機能

　1971年にBoultonらによってトレースアミンが発見[9]されて以来，精神機能と行動に与えるPEAの影響[85]，トレースアミンによるアンフェタミン様 locomotor activation，LSD（lysergic acid diethylamide）様幻覚[10]，うつ病者の尿中チラミンとその代謝物の減少が相次いで報告された[88]。しかし，チラミンとオクトパミンはいずれも，無脊椎動物の神経伝達物質であり[61, 95]，哺乳類の中枢神経系における役割はよくわかっておらず，神経調整物質（neuromodulator）として，過小評価されてきた。

　PEAの定量は，統合失調症[5, 97]，気分障害[50, 67, 94]，Rett症候群[89]，パーキンソン病[108]，注意欠如／多動性障害（AD/HD：attention deficit/hyperactivity disorder）[4] などの症例の末梢血，尿，脳脊髄液を用いて行われた。統合失調症の末梢血での報告は，増加，不変，減少など，研究者によりばらつきがあり[5, 97]，未投薬の妄想型統合失調症と一部の気分障害では増加していたとするものがある[50, 67, 94]。Rett症候群の脳脊髄液中PEAの減少[89]，パーキンソン病の血漿中PEAの減少[108]，AD/HDでは24時間の尿中排泄の減少[4] が報告されている。妄想型統合失調症および一部の気分障害の末梢血のPEA高値は，幻覚妄想状態もしくは精神病状態におけるドパミン過活動に際し，ドパミンニューロンのAADCによってフェニルアラニンからPEAが多量に合成されるためであると推定される[58]。また，げっ歯類で報告された脊髄中心管の髄液接触ニューロンはD–ニューロンであり[70]，ヒトにおいてもAADC陽性の髄液接触細胞が存在し，脳脊髄液中のトレースアミン濃度に影響を与

えている可能性を考慮する必要がある。

　ネコを用いた実験では，モノアミン酸化酵素阻害薬である pargyline を投与した後に，L-ドーパを全身投与すると，AADC 含有細胞である，ドパミン，ノルアドレナリン，セロトニン各ニューロンと D-細胞において，ドパミンが合成されることがドパミン抗体を用いた免疫組織化学によって確認されている[52, 56]。ヒトにおいて，モノアミン酸化酵素阻害薬の存在下で，AADC 含有細胞がトレースアミン前駆物質を取り込んで，トレースアミンを合成するとすれば，臨床上重要である。

　トレースアミンは生体内に少量しか存在しないため，免疫組織化学的に可視化することは容易ではなく，ラットでは，トリプタミンと視床下部正中隆起のチラミンの報告のみがある[55, 99]。ヒトのトレースアミン細胞の可視化に際しては，化学的により安定な合成酵素の免疫組織化学を適用した理由である。したがって 1983 年の報告[46] 以来，D-細胞のシグナル伝達は長らく未解明のままであった。

Ⅲ トレースアミン受容体

　2001 年，トレースアミンの受容体がクローニングされ[8, 12]，6 番染色体の 6q23.1 にコードされるこの G 蛋白共役型受容体のシグナル伝達の研究は急速に進んだ。ヒトでは，9 つの gene と 6 つの pseudogene が記載された。

　これらトレースアミン受容体の呼称については，一時混乱した時期があったが，トレースアミン関連受容体（trace amine-associated receptor：TAAR）と呼称が統一された。TAAR1 型（trace amine-associated receptor 1：TAAR1）は，モノアミンニューロンにおいてドパミントランスポーター（dopamine transporter：DAT）およびノルアドレナリントランスポーターと共存し，モノアミンの機能を調節する[66, 105]。薬理学的研究により，TAAR1 のリガンドとしては，PEA，チラミン，アンフェタミンやメタンフェタミンなどの覚醒剤（通称：スピード），3,4-methylenedioxymethamphetamine（MDMA，通称：エクスタシー），LSD，甲状腺ホルモンの誘導体である 3-iodothyronamine が記載された（表 3）[12, 66, 106, 109]。ヒトでは，TAAR1 は，側坐核などモノアミンに関連した領域に多く分布している[66]。

　遺伝子研究では，6q23.2 上の TAAR4 型（TAAR4）と統合失調症の関連が報告された[21] ものの，中国や日本のサンプルでは関連が否定された[2, 22, 31]。TAAR6 型（TAAR6）は，統合失調症と関連なしとされた[64] が，2625G/G homozygosis と経過との関連[73]，近親者対象の陽性症状との関連を示す研究[101] がある。その後，さらに詳細な受容体解析が進み，TAAR1 と気分障害の関連が指摘されている[84]。

　TAAR1 ノックアウトマウスは，prepulse inhibition の減弱など統合失調症様の行動パターンを示す。同ミュータントは，野生型に比較し，アンフェタミンに対する locomotor response が亢進し，ドパミンとノルアドレナリンの放出が増加する[104]。

　近年，TAAR1 は新規向精神薬の標的受容体として注目されている。TAAR1 の選択的アゴニストと選択的アンタゴニストのいずれも，ドパミンとグルタミン酸[11, 80]，またセロトニンのシグナル伝達[20] への調節作用があると報告されている。

Ⅳ ヒト線条体D-ニューロン

　1997年，筆者らはヒト線条体に特異的な「ドーパ脱炭酸ニューロン」の発見を報告した[36]。この時点ではまだ「D-細胞」もしくは「D-ニューロン」という言葉を使用しておらず，また，タイトルに「AADC」という酵素名も用いていない。末梢のAPUD系の考え方に引きずられ，「L-ドーパから脱炭酸反応によりドパミンを合成する酵素を持つニューロン」として，パーキンソン病治療薬のL-ドーパが，ドパミンに変換される場所ではないかと考えた。これらのニューロンは，L-ドーパ，5-水酸化トリプトファン，チロシン，トリプトファン，フェニルアラニンなどのアミン前駆物質を取り込んで，それぞれドパミン，セロトニン，チラミン，トリプタミン，PEAなどのアミンに変換するものと推測した[39, 40]。後に，線条体D-ニューロンの一群を，D14の吻側に存在する「D15」と特定した（図5）[53, 54]。ヒトの線条体D-ニューロンは，線条体全域に分布したが，個体差が大きく，側坐核での分布密度が最も高かった（図1B）[36]。

　一方げっ歯類では，側脳室壁周辺および，背外側縁の尾状核－被殻で密度が高かった[40, 42]。形態的には，ヒトの線条体D-ニューロンは，卵円形，双極形，多極形，紡錘形であり，AADCに対する免疫染色性は，弱いものから強いものまで，多様であった（図1A）[36]。ほとんどが内在性ニューロンと思われたが，投射ニューロンが混在していた[16]。ラットでは，線条体のD-ニューロンとGABAの共存が報告されている[69]。「D-細胞」は電子顕微鏡的観察によってニューロンと同定できたので，「D-ニューロン」と呼ばれるようになった[60]。

　重要な点として，ヒト以外の霊長類，ニホンザルとマーモセットでは線条体Ｄ-ニューロン同定はできなかった（図1B）[36, 49]。

　解剖学的にいうと，線条体には尾状核，被殻，側坐核が含まれる。げっ歯類では，背側線条体（尾状核−被殻）と腹側線条体（側坐核）に二分することが多い。

　側坐核はヒトでは脳室下帯の神経幹細胞領域を含み，Ｄ-ニューロンの密度は高かった。したがって側坐核のＤ-ニューロン群を「D16」として「D15」から分離させることとした。

V # D-ニューロン神経系
（1型トレースアミン神経系）

　ヒトの場合において，トレースアミンは神経伝達物質ではなく，神経調整物質であると考えられてきた。しかし，最近の研究によってトレースアミンは，ヒトの場合にも，神経伝達物質なのではないかと考えられるようになった。トレースアミンの受容体の発見がその根拠の一つである。トレースアミンのうち，チラミン，PEAの合成酵素はAADCであり，D-ニューロンの局在は合成酵素の局在と一致する[34]。

　分解酵素についていうと，チラミン，PEAなどのトレースアミンの分解酵素はモノアミン酸化酵素B型（MAOB）であり，MAOB遺伝子を人為的に欠損させたノックアウトマウスでは，線条体のPEAが野生型マウスの8〜10倍にも増加していたとする報告がある[28]。

　筆者は，MAOBの局在と側坐核における超微細構造をMAOA遺伝子欠損マウスにMAO酵素組織化学[34]を適用して観察した[3, 33, 34]。マウスの線条体，特に側坐核には，MAOB陽性ニューロンが密に局在し，MAOBを含有する神経終末は，例外なく非対称性シナプスを形成していた[35]。これは，トレースアミンニューロンの終末であると考えられ，合成酵素がAADC，分解酵素がMAOBである，「トレースアミン神経系」という新たな概念の提唱が必要となった経緯である。AADC単独陽性ニューロン（D-ニューロン）をⅠ型トレースアミンニューロンとし，図5に示す。それ以外のトレースアミンニューロンをⅡ型トレースアミンニューロンとした。

　トレースアミン神経系には種族差が大きく，例えば，げっ歯類間でも，酵素組織化学を用いた場合，ラット線条体には，マウスと異なり，

MAOBニューロンではなく，MAOB グリアが分布しているといった違いが報告されている[3, 34, 71]。

Ⅵ 統合失調症死後脳における 線条体 D−ニューロンの減少

　統合失調症死後脳を用いた我々の検討では，線条体 D−ニューロンは減少していた（図1 AB，図3）[41]。通常のパラフィン切片では AADC の抗原性保持が良好でないため，4％パラホルムアルデヒド固定の脳サンプル（図2）を使用した。また，死後から固定までの時間（postmortem interval to fixation：PMI）が長くなると，抗原性保持が困難になるので，PMI は 8 時間以内の脳サンプルに限定して，精神神経疾患の既往のない脳と比較すると，線条体 D−ニューロンは，統合失調症死後脳では平均すると 80％程度の減少傾向を示した（図1 C）[41]。睡眠，食欲，精神病の発症と関係し，抗精神病薬の作用部位として知られる側坐核[15, 19, 32, 68, 90, 93]においては有意な減少がみられた。抗精神病薬内服の有無は，AADC 含有ニューロンの数に影響を与えているという証拠は得られなかった。また，検討症例数は少ないが，ロボトミーの既往のある症例では，既往のない症例よりも，線条体 D−ニューロンは多い傾向があった。ラットを用いた Tashiro らの実験では，中脳を破壊すると，同側の線条体 AADC 免疫陽性ニューロンが増加したという結果であり[98]，これは，ロボトミー既往症例での線条体 D−ニューロンの増加傾向と類似した，代償機構によるものであろう[42]。

Ⅶ D−ニューロンと神経幹細胞との関連

　筆者は，神経変性疾患，パーキンソン病，パーキンソン病モデルラットにおける線条体の神経新生において，線条体 D−ニューロンが神経幹細胞様機能を果たしている可能性を指摘していた[42]。側坐核下縁の D−ニューロンの解剖学的局在は，既報のヒトの神経幹細胞の局在[87] と酷似しており[36, 40]，D−ニューロンが神経幹細胞由来であることを示唆する（図1B）[43, 44]。

　最近の研究では，統合失調症は，神経発達障害であると同時に炎症や神経変性が関連するとされる[83]。精神神経疾患における D−ニューロンの病理も，神経発達障害としての観点と同時に炎症や変性疾患として検討する必要がある。

Ⅷ　統合失調症の中脳辺縁ドパミン系過活動の分子基盤：D−細胞仮説

　統合失調症の中脳辺縁ドパミン系過活動を説明できる仮説は長く提唱されなかった。しかし，統合失調症における神経幹細胞機能障害仮説，側坐核のD−ニューロン減少の所見[41]から，トレースアミン産生減少とTAAR1シグナル減弱を想定し，新たな仮説を導くことが可能となった[34, 44]（図6）。

　統合失調症の脳画像所見では，側脳室の拡大がみられることが知られている[18, 30, 83]。このことには，統合失調症では側脳室の脳室下帯（subventricular zone）や海馬から誘導される神経幹細胞の機能低下が[51, 76]関係する。統合失調症における脳室下帯の神経幹細胞の機能低下は，線条体，とくに側坐核のD−ニューロン数の減少をきたす。筆者らがカウントしたD−ニューロンは，PEAなどのトレースアミンを合成し，トレースアミンは中脳ドパミンニューロンの神経終末に存在するTAAR1に作用すると考えられる。これは，シナプスを介する神経性調節によるのか，液性調節[1]によるのか，まだわかっていないが，D−ニューロン減少の結果，トレースアミン量が減少すれば，中脳辺縁系のドパミンニューロンにドパミントランスポーターと共存する[66]，TAAR1へのシグナル伝達が低下する。TAAR1へのシグナル伝達の低下は，中脳ドパミンニューロンの発火頻度を増加させ（図7）[11, 104]，中脳辺縁ドパミン系の過活動をもたらし，側坐核のドパミンturn overを増加させる[78]。これが統合失調症のドパミン仮説[29, 91, 100]における中脳辺縁ドパミン系機能亢進の分子機構であると考えられる（図6）。

　さらに，線条体のドパミン過活動は，ドパミンのD2受容体を介して

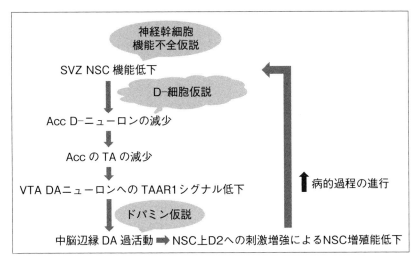

図6　統合失調症では，側脳室脳室下帯（SVZ）の神経幹細胞（NSC）が機能
低下しており（「神経幹細胞機能障害仮説」），その結果，側坐核（Acc）
の D-ニューロンが減少し，D-ニューロンが産生するトレースアミン
（TA）も減少する。その結果，中脳腹側被蓋野（VTA）に起始する中脳
辺縁ドパミン（DA）ニューロンに存在するトレースアミン関連受容体 1
型（TAAR1）へのシグナルが減弱し，中脳辺縁ドパミン過活動（「ドパミ
ン仮説」）が生じる。ドパミン過活動は，NSC 上のドパミン D2 受容体
（D2）への刺激増強と NSC 増殖能低下をもたらす。その結果，SVZ の
NSC 機能低下と Acc の D-ニューロン減少が加速される。「D-細胞仮説」
は，統合失調症の「神経幹細胞機能障害仮説」と「ドパミン仮説」の橋渡
しをするだけでなく，統合失調症の病態進行のメカニズムを説明できる。
中脳辺縁ドパミン系の過活動が特に亢進した状態では，ドパミンニューロ
ンの芳香族アミノ酸脱炭酸酵素（AADC，=DDC ドーパ脱炭酸酵素）が
一層活性化されるので，統合失調症の幻覚妄想状態，双極性障害の極期で
は，血中・尿中の β-フェニルエチルアミン（PEA）の濃度が増加すると
考えられる（文献45 より）

前脳の神経幹細胞の増殖を抑制させることが報告されており[51]，その作
用により，神経幹細胞のさらなる機能低下が生じる。このことは，ド
パミン D2 受容体拮抗薬の早期投与開始が統合失調症の病態進行を阻止
し，未治療期間の短い統合失調症ほど予後良好であるとする臨床的観察

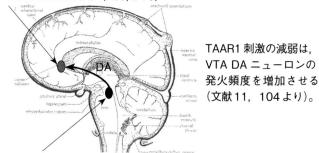

・側坐核 nucleus accumbens（Acc, D16）

TAAR1 刺激の減弱は，
VTA DA ニューロンの
発火頻度を増加させる
（文献11，104より）。

・中脳腹側被蓋野　midbrain ventral tegmental area（VTA, A10）

図7　中脳辺縁ドパミン（DA）系。意欲，情動，報償，薬物依存，学習，スト
　　　レス，精神病（幻覚妄想状態），統合失調症の陽性症状に関係する

と一致する[74]。

　統合失調症において，線条体 D−ニューロンが，顕著に減少する理由
は，1）D−ニューロンの前駆細胞とみられる神経幹細胞の機能低下[43, 79]
と，2）ドパミン過活動による，D2受容体を介した前脳の神経幹細胞
の増殖能のさらなる低下[44, 51] であると考えられる。

　統合失調症の D−細胞仮説は，神経幹細胞機能障害仮説と，ドパミン
仮説を結びつける仮説である。

Ⅸ D-細胞仮説の検証（表４）

どのタイプのトレースアミンがヒトの中枢神経系において重要であるかはまだ十分に解明されていないが，臨床的，また薬理学的な観察からこの点を推測することはできる。ヒトのD-細胞がどのトレースアミンを合成するかについても不明な部分が多い。1974年，Sabelli と Mosnaim は，「情動行動（affective behaviour）のフェニルエチルアミン仮説」を提唱した[85]。精神症状との関連では，メタンフェタミンに化学構造の類似した PEA が最も有力なトレースアミンである。統合失調症初回エピソードの初期症状の一つのうち頻度が高いものは，睡眠覚醒リズム障害，すなわち不眠と日中の眠気である。PEA は，モノアミン酸化酵素 B 型（MAOB）の特異的な基質であり，MAOB ノックアウトマウスの線条体は，野生型と比較して 8 〜 10 倍量の PEA を含有する[28]。臨床的には，MAOB 選択的阻害剤のセレギリンは，ナルコレプシーや他の神経精神疾患の日中の過眠を改善する。MAOB による PEA の分解を阻害し，脳内 PEA のレベルを上昇させるというのが理由のひとつである。

神経幹細胞機能不全に起因する統合失調症線条体の D-ニューロン減少は，線条体トレースアミンの減少を生じる。筆者らの死後脳研究では，統合失調症の側坐核において，MAOB 遺伝子の DNA メチル化率が高かった[107]。これは側坐核の D-ニューロン脱落の結果として起こる PEA 減少を代償するためであると説明できる。

食物の摂取の観点からいうと，PEA はチョコレートに含まれる。ノーベル賞を受賞した学者は，1 週間に 2 回以上チョコレートを摂取すると

表 4 「統合失調症の D–細胞仮説」を支持する事実

トレースアミン
1．統合失調症患者の睡眠覚醒リズムの障害（日中の過眠，夜間の不眠）
2．気分障害のフェニルアラニン仮説[85]
3．統合失調症死後脳における D–ニューロン減少[41]
4．ノーベル賞受賞学者のチョコレート習慣[27]
5．子供にチョコレート過剰摂取をさせない
6．クロルプロマジン・ハロペリドール投与は TAAR1 リガンドを増加させる[13]
7．TAAR1 アゴニストに統合失調症の陽性症状と陰性症状を回復させる作用がある[60]
モノアミン酸化酵素 B 型（MAOB）
1．PEA は MAOB の基質（チラミンは MAOA，MAOB の両者の基質）
2．MAOB ノックアウトマウスの線条体では，PEA 含有量が対照マウスの 8 ～ 10 倍に増加[28]
3．臨床的に MAOB 選択的阻害剤のセレギリンはナルコレプシーや他の精神神経疾患の日中の眠気を改善する
4．統合失調症の初期症状として，日中の眠気と夜間の不眠は頻度が高い（PEA 減少が関係）
5．統合失調症死後脳の側坐核では MAOB 遺伝子のメチル化率が高い（D–ニューロン脱落による PEA 減少を代償）[107]
神経幹細胞（NSC）
1．統合失調症の神経幹細胞機能障害仮説[79]
2．統合失調症脳画像の脳室拡大[18, 30, 76]
3．統合失調症死後脳の側坐核の D–ニューロン脱落[41]
4．統合失調症患者では血漿中の BDNF が減少[24]

いう，チョコレート習慣を持つ人が多いことが報告された[27]。PEA は高次精神機能に関わると推測される。一方，子供のチョコレート過剰摂取は控えるように言われる。D–ニューロンのダウンレギュレーションを防ぐためかもしれない。

Carlsson と Lindqvist は，クロルプロマジンやハロペリドールのような D2 受容体拮抗薬の投与は，3-methoxytyramine と normetanephrine

を含む TAAR1 リガンドを増加させることを報告した[13]。D2 受容体拮抗薬の有効性の分子基盤は，3-methoxytyramine や normetanephrine によって TAAR1 を刺激することも含まれる可能性がある。統合失調症の脳画像所見の脳室拡大は，線条体の D-ニューロン減少と同様，神経幹細胞機能障害仮説[79] を支持する。

　統合失調症の血漿の BDNF（脳由来神経栄養因子）の減少[24] も神経幹細胞機能不全と関連する。

　統合失調症の D-細胞仮説を支持する諸事実を**表 4** に示す。

精神病状態のD-細胞仮説を支持する症例

神経幹細胞の機能低下は，ストレス，加齢，アルコール過剰摂取など
で生じる。統合失調症でなくとも，脳室下帯の神経幹細胞機能低下があ
れば，統合失調症類似の精神病状態が出現しうる（図6）。精神病状態
の発生機序をD-細胞仮説で説明することのできる症例を提示する。

1．東日本大震災後に発症した統合失調症初回エピソード

【症例1：50代男性】

2011年3月11日の東日本大震災後，「やくざが追いかけてくる」
と訴えるようになった。この追跡妄想は徐々に悪化したため，メンタ
ルクリニックを受診し，診察を受けたところ，統合失調症と診断さ
れ，抗精神病薬を処方された。集合住居の1階に住んでいたが，絶
えず騒音が聞こえると頑固に言い張ったため，家族全員が1階から
4階に引っ越した。7年後，意識障害と心停止のため，救命救急セン
ターに搬送された。意識障害から回復した後，診察した内科医が，精
神科にリエゾンコンサルテーションの紹介をし，意欲がないのは，統
合失調症の症状なのか，心停止に起因する低酸素脳症の残遺症状なの
かを尋ねた。頭部CTは4回施行したが，特に所見は認めなかった。

2．入院中にのみ生じる高齢女性の幻覚妄想状態

【症例2：80歳女性】

腰痛を主訴とする2回目の整形外科入院に際して幻覚妄想状態が
生じ，精神科に対して治療の依頼があった。幻覚妄想状態は，2年前

の 1 回目の腰痛での入院の時に初めて生じた。「周囲の人が嫌がらせ
する」と訴えたが，そのような証拠は得られなかった。娘は，1 回目
の入院の際にも同様の内容の被害妄想を訴えたが，自宅に退院すると
訴えなくなったので薬をやめた，と述べた。2 回目の入院の期間に被
害妄想は再燃したが，自宅に戻るとすぐに訴えはなくなった。入院中
のみリスペリドン内用液 1mg の処方を要した。頭部単純 CT 検査で
は，脳萎縮は年齢よりわずかに進行していた。

3．レイプののちに発症した統合失調症

【症例 3：50 代女性】

　自傷による腹部切創の初回自殺企図で救命救急センターに搬送さ
れた。精神科通院中であったが，本人は病名を知らなかった。精神
科主治医からの医療情報提供書によると，20 代後半発症，4 回の入
院歴がある統合失調症だった。初発症状は，不眠，「ここが火事にな
るので皆さん逃げてください」と素足で出歩くなどの幻覚妄想状態，
精神運動興奮であり，受診後即日入院したということだった。

　精神科診察時，「人から裸を見られているので逃げたかった。楽
になりたかった」と述べた。幻覚妄想状態であり，注察妄想を苦
にし，希死念慮が生じての自傷，統合失調症のシュープ（病状の
急速な悪化）だった。感情鈍麻などの陰性症状も目立ち，GHQ 30
（General Health Questionnaire 30）は 25/30，CES−D（The Center
for Epidemiologic Studies Depression Scale）は 45 点，不眠，不安，
強い希死念慮があり，重度の抑うつ状態でもあった。父方叔母が精
神的に弱い人だったと問診票に記載されていた。主剤をレボメプロ
マジンからブロナンセリンに変更した。その後のインタビューから，

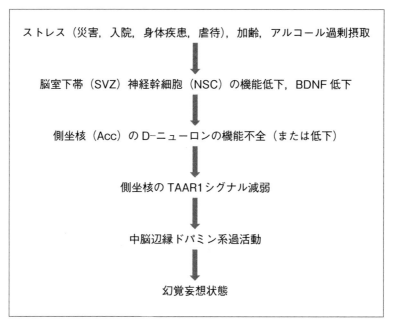

図8　ストレス，加齢，アルコール過剰摂取が幻覚妄想状態発症を惹起する
　　　メカニズム：D-細胞仮説に基づく病態形成過程

　20代後半，発症の2週間前に知り合いの男性からレイプされたこ
と，性関係を経験したのはその時の1回だけだったことがわかり，
統合失調症発症との関連が示唆された。

　D-細胞仮説は，統合失調症の発症のみならず，老年期精神病，アル
コール性精神病などの幻覚妄想状態や精神病状態の発症機序を説明す
る。図8に，ストレス，加齢，アルコール過剰摂取などにより，神経
幹細胞機能低下を生じ，幻覚妄想状態を発症する分子細胞基盤を示し
た。D-細胞仮説は，神経幹細胞，D-細胞，トレースアミン，TAAR1

の関連した，幻覚妄想状態発症の分子細胞レベルの病態形成過程を示す唯一の病態仮説である。

　環境を調整し，神経幹細胞の機能低下を未然に防ぐ，神経幹細胞の活性化を図る，といったことが精神疾患の予防と治療に役立つと考えられる。

XI TAAR1 創薬の有望性（図9，表5）

　D-細胞仮説を創薬に活かそうとした場合，TAAR1 刺激を増強するために，TAAR1 アゴニストを補充するという単純な考え方が成立する（**図9**）。ドパミンニューロンの脱落するパーキンソン病に対して，ド

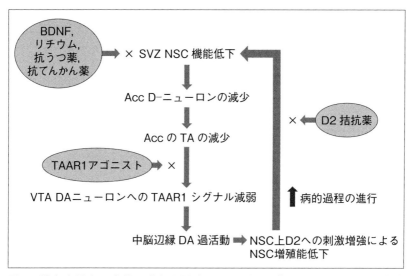

図9　統合失調症の病態の進行を阻止するのが，早期のドパミンD2受容体（D2）拮抗薬投与である（右側の×印）。このことは，統合失調症の未治療期間が短いほど予後がよいことと一致する。さらに，側脳室脳室下帯（SVZ）の神経幹細胞（NSC）の機能を活性化させる物質（BDNF，リチウム，抗うつ薬，抗てんかん薬など）の投与や刺激は，治療的・予防的に作用する（左上の×印）。また，中脳腹側被蓋野（VTA）のドパミン（DA）ニューロンに存在するトレースアミン関連受容体1型（TAAR1）への刺激を増強させると，中脳辺縁ドパミン過活動は改善する（左下の×印）。したがって，TAAR1 アゴニストが中脳辺縁ドパミン過活動を改善させる（文献45より）

表5　TAAR1 リガンドと TAAR1 創薬

TAAR1 リガンド	特徴	文献
1．Amiodaron	species specific	62
2．RO5212773（EPPTB）	selective antagonist of mice	11, 96
3．RO5263397	partial agonist	7, 82, 92
4．RO5256390	full agonist	7, 82
5．RO5203648	partial agonist	81
6．RO5073012	partial agonist	25, 81
7．RO5166017	agonist, incretin-like effect	15, 77, 84
8．2-Aminooxazolines	orally active agonists	26
9．SG-1, SG-2	thyronamine-like agonist	6
10．SEP-363856	full agonist, 5HT1A partial agonist	17, 60

パミン受容体のアゴニスト，L-ドーパのようなドパミン前駆物質が投与されるのと同様である。トレースアミンのうち，PEA をうつ病の治療に投与したところ，特に副作用はみられなかったが，症状の改善をみたという報告がある[86]。また，投与法については，経口以外に，鼻腔内投与の有望性も指摘されている[75, 103]。

　現時点で TAAR1 フルアゴニストの SEP-363856 は，統合失調症とパーキンソン病の幻覚妄想状態に対する治療薬として，米国では臨床治験第Ⅲ相試験まで進んでいる[17, 59]。

　TAAR1 は，膵臓の β-細胞にも局在し，インスリンの分泌の調整に関わっている[15, 77]。また，消化管の APUD 系と D-細胞の相同性についてはあまり知られていないが，トレースアミンと腸内細菌叢との関連や，発がんと TAAR1 の関連が最近注目されている。文献中の代表的な TAAR1 リガンドを表5に示した。中枢神経系のみならず，種々の疾患の治療薬として，TAAR1 創薬の研究が今後進むものと予想される。

ⅩⅡ　今後の課題

　トレースアミンとして，チラミン，PEA，トリプタミン，オクトパ
ミンと精神疾患の関連について述べたが，トレースアミン代謝経路には
種族差が大きく，ヒトの中枢神経系におけるトレースアミンの代謝には
未解明の点が多い。

　本仮説は，本邦の国立療養所で亡くなった統合失調症患者の死後脳と
法医剖検脳の計 20 例に満たない少数の解析によって導き出された仮説
である。少数例の比較にとどまった理由の一つは，技術的なハードルで
ある。ヒト死後脳を用いて AADC 免疫組織化学を施行する場合，PMI
が 8 時間以下の死後脳の必要性，固定法，試薬の調整，特異抗体の質な
ど，非常に多くの要素が関与するため，年齢・性別をマッチさせた比較
すらおぼつかなかった。剖検脳を用いた AADC 免疫組織化学は，高度
な技術を要するため，国内外の他の研究グループによる追試はなされて
いないのが現状である[45]。

　今後，バイオマーカーとして，トレースアミンの簡便な測定法を開発
し，ルーチンの臨床検査項目に加えることを検討する余地は十分あるだ
ろう。

　リサーチリソースの充実に加えて，研究環境の整備は焦眉の問題であ
る。

ⅩⅢ　おわりに

　本書では，統合失調症の死後脳研究から導かれた「統合失調症の D‒細胞仮説」について論じた。本仮説は，統合失調症の神経幹細胞機能不全が線条体，とくに側坐核における D‒ニューロン脱落と TAAR1 刺激減弱を生じさせて，中脳辺縁ドパミン系の過活動の原因となるが，過剰なドパミンがさらに神経幹細胞機能不全を悪化させ，進行性の病態を引き起こすとするものである。D‒細胞仮説を支持する自験症例を提示し，病態の形成過程を D‒細胞仮説によって説明することを試み，さらに TAAR1 アゴニストの有望性について考察した。

文　　献

1) Agnati LF, Guidolin D, Fuxe K, et al. Understanding wiring and volume transmission. Brain Res Rev, 2010 ; 64 : 137–159.

2) Amann D, Avidan N, Kanyas K, D et al. The trace amine receptor 4 gene is not associated with schizophrenia in a sample linked to chromosome 6q23. Mol Psychiatry, 2006 ; 11 : 119–121.

3) Arai R, Kimura H, Maeda T. Topographic atlas of monoamine oxidase –containing neurons in the rat brain studied by an improved histochemical method. Neuroscience, 1986 ; 19 : 905–925.

4) Baker GB, Bornstein RA, Rouget AC, et al. Phenylethylaminergic mechanisms in attention–deficit disorder. Biol Psychiatry, 1991 ; 29 : 15–22.

5) Beckmann H, Reynolds GP, Sandler M, et al. Phenylethylamine and phenylacetic acid in CSF of schizophrenics and healthy controls. Arch Psychiatr Nervenkr, 1983 ; 232 : 463–471.

6) Bellusci L, Laurino A, Sabatini M, et al. New insights into the potential roles of 3–iodothyronamine (T1AM) and newly developed thyronamine–like TAAR1 agonists in neuroprotection. Front Pharmacol, 2017 ; 8 : 905.

7) Black SW, Schwartz MD, Hoener MS, et al. Trace amine–associated receptor 1 agonists as narcolepsy therapeutics. Biol Psychiatry, 2017 ; 82 : 623–633.

8) Borowsky B, Adham N, Jones KA, et al. Trace amines : Identification of a family of mammalian G protein–coupled receptors. Proc Natl Acad Sci USA, 2001 ; 98 : 8966–8971.

9) Boulton AA. Amines and theories in psychiatry. Lancet, 1971 ; 2 : 7871.

10) Boulton AA, Juorio AV. The tyramines : Are they involved in the psychoses? Biol Psychiatry, 1979 ; 14 : 413–419.

11) Bradaia A, Trube G, Stalder H, et al. The selective antagonist EPPTB

reveals TAAR1-mediated regulatory mechanisms in dopaminergic neurons of the mesolimbic system. Proc Natl Acad Sci USA, 2009 ; 106 : 20081-20086.

12) Bunzow JR, Sonders MS, Arttamangkul S, et al. Amphetamine, 3,4-methylenedioxymethamphetamine, lysergic acid diethylamide, and metabolites of the catecholamine neurotransmitters are agonists of a rat trace amine receptor. Mol Pharmacol, 2001 ; 60 : 1181-1188.

13) Carlsson A, Lindqvist M. Effect of chlorpromazine or haloperidol on formation of 3methoxytyramine and normetanephrine in mouse brain. Acra Pharmacol Toxicol (Copenh), 11963 ; 20 : 140-144.

14) Christison GW, Casanova MF, Weinberger DR, et al. A quantitative investigation of hippocampal pyramidal cell size, shape, and variability of orientation in schizophrenia. Arch Gen Psychiatry, 1989 ; 46 : 1027-1032.

15) Cichero E, Espinoza S, Gainetdinov RR, et al. Insights into the structure and pharmacology of the human trace amine-associated receptor 1 (hTAAR1) : Homology modelling and docking studies. Chem Biol Drug Des, 2013 ; 81 : 509-516.

16) Cossette M, Levesque D, Parent A, et al. Neurochemical characterization of dopaminergic neurons in human striatum. Parkinsonism Relat Disord, 2005 ; 11 : 277-286.

17) Dedic N, Jones PG, Hopkins SC, et al. SEP-363856, a novel psychotropic agent with a unique, non-D2 receptor mechanism of action. J Pharmacol & Exp Ther, 2019 ; 371 : 1-14.

18) Degreef G, Ashtari M, Bogerts B, et al. Volumes of ventricular system subdivisions measured from magnetic resonance images in first-episode schizophrenic patients. Arch Gen Psychiatry, 1992 ; 49 : 531-537.

19) Deutch AY, Lewis DA, Whitehead RE, et al. Effects of D2 dopamine receptor antagonists on Fos protein expression in the striatal complex and entorhinal cortex of the nonhuman primate. Synapse, 1996 ;

23 : 182-191.

20) Di Cara B, Maggio R, Aloisi G, et al. Genetic deletion of trace amine 1 receptors reveals their role in auto-inhibiting the actions of ecstasy (MDMA). J Neurosci, 2011 ; 31 : 16928-16940.

21) Duan J, Martinez M, Sanders AR, et al. Polymorphisms in the trace amine receptor 4 (TRAR4) gene on chromosome 6q23.2 are associated with susceptibility to schizophrenia. Am J Hum Genet, 2004 ; 75 : 624-638.

22) Duan S, Du J, Xu Y, et al. Failure to find association between TRAR4 and schizophrenia in the Chinese Han population. J Neural Transm, 2006 ; 113 : 381-385.

23) Duan X, Chang JH, Ge S, et al. Disrupted-in-schizophrenia 1 regulates integration of newly generated neurons in the adult brain. Cell, 2007 ; 130 : 1146-1158.

24) Fernandes BS, Steiner J, Berk M, et al. Peripheral brain-derived neurotrophic factor in schizophrenia and the role of antipsychotics : Meta-analysis and implications. Mol Psychiatry, 2015 ; 20 : 1108-1119.

25) Galley G, Stalder H, Georgler A, et al. Optimisation of imidazole compounds as selective TAAR1 agonists : Discovery of RO5073012. Bioorg Med Chem Lett 2012 ; 22 : 5244-5248.

26) Galley G, Beurier A, Decoret G, et al. Discovery and characterization of 2-aminooxazolines as highly potent, selective, and orally active TAAR1 agonists. ACS Med Chem Lett, 2015 ; 7 : 192-197.

27) Golomb BA. Chocolate habits of Nobel prizewinners. Nature, 2013 ; 499 : 409.

28) Grimsby J, Toth M, Chen K, et al. Increased stress response andbeta-phenylethylamine in MAOB-deficient mice. Nat Genet, 1997 ; 17 : 206-210.

29) Hokfelt T, Ljungdahl A, Fuxe K. Dopamine nerve terminals in the rat limbic cortex : Aspects of the dopamine hypothesis of schizophrenia. Science, 1974 ; 184 : 177-179.

30) Horga G, Bernacer J, Dusi N, et al. Correlations between ventricular enlargement and gray and white matter volumes of cortex, thalamus, striatum, and internal capsule in schizophrenia. Eur Arch Psychiatry Clin Neurosci, 2011 ; 261 : 467-476.

31) Ikeda M, Iwata N, Suzuki T, et al. No association of haplotype-tagging SNPs in TRAR4 with schizophrenia in Japanese patients. Schizophr Res, 2005 ; 78 : 127-130.

32) Ikemoto K, Satoh K, Maeda T, et al. Neurochemical heterogeneity of the primate nucleus accumbens. Exp Brain Res, 1995 ; 104 : 177-190.

33) 池本桂子, 北浜邦夫. 攻撃性と分子遺伝学 A 型モノアミン酸化酵素欠損トランスジェニックマウスをめぐっての最近の知見. 脳と精神の医学, 1996 ; 7 : 455-460.

34) Ikemoto K, Kitahama K, Seif I, et al. Monoamine oxidase B (MAOB)-containing structures in MAOA-deficient transgenic mice. Brain Res, 1997 ; 771 : 121-132.

35) Ikemoto K, Kitahama K, Maeda T, et al. Electron-microscopic study of MAOB-containing structures in the nucleus accumbens shell : Using MAOA-deficient transgenic mice. Brain Res, 1997 ; 771 : 163-166.

36) Ikemoto K, Kitahama K, Jouvet A, et al. Demonstration of L-dopa decarboxylating neurons specific to human striatum. Neurosci Lett, 1997 ; 232 : 111-114.

37) Ikemoto K, Nagatsu I, Kitahama K, et al. A dopamine-synthesizing cell group demonstrated in the human basal forebrain by dual labeling immunohistochemical technique of tyrosine hydroxylase and aromatic L-amino acid decarboxylase. Neurosci Lett, 1998 ; 243 : 129-132.

38) Ikemoto K, Kitahama K, Jouvet M, et al. Tyrosine hydroxylase and aromatic L-amino acid decarboxylase do not coexist in neurons in the human anterior cingulate cortex. Neurosci Lett, 1999 ; 269 : 37-40.

39) 池本桂子. ヒト線条体 D-ニューロンとその意義. 日本神経精神薬理学

会誌, 2000 ; 22 : 131–135.

40）池本桂子. ヒト線条体芳香族アミノ酸脱炭酸酵素ニューロン（D－ニューロン）の局在とその機能的意義. 日本解剖学会誌, 2000 ; 77 : 71–75.

41）Ikemoto K, Nishimura A, Oda T, et al. Number of striatal D–neurons is reduced in autopsy brains of schizophrenics. Leg Med, 2003 ; 5 : S221–S224.

42）Ikemoto K. Significance of human striatal D–neurons : Implications in neuropsychiatric functions. Prog Neuro–Psychopharmacol Biol Psychiatry, 2004 ; 28 : 429–434.

43）Ikemoto K. Why D–neuron? Importance in schizophrenia research. Open Journal of Psychiatry, 2012 ; 2 : 393–398.

44）Ikemoto K. NSC–induced D–neurons are decreased in striatum of schizophrenia : Possible cause of mesolimbic dopamine hyperactivity. Stem Cell Discovery, 2012 ; 2 : 58–61.

45）Ikemoto K. Involvement of so–called D–neuron (trace amine neuron) in the pathogenesis of schizophrenia : D–cell hypothesis, In : Trace Amine and Neurological Disorders : Potential Mechanisms and Risk Factors. Tahira Farooqui & Akhlaq A. Farooqui, Eds, Academic Press, Cambridge, 2016 ; pp.295–307.

46）Jaeger CB, Teitelman G, Joh TH, et al. Some neurons of the rat central nervous system contain aromatic–L–amino–acid decarboxylase but not monoamines. Science, 1983 ; 219 : 1233–1235.

47）Jaeger CB, Ruggiero DA, Albert VR, et al. Immunocytochemical localization of aromatic–L–amino acid decarboxylase, in Handbook of Chemical Neuroanatomy. Vol.2 : Classical Transmitters in the CNS, Part I.（ed. Björklund, A. & Hökfelt, T.）, Elsevier, Amsterdam, 1984 ; pp.387–408.

48）Jaeger CB, Ruggiero DA, Albert VR, et al. Aromatic L–amino acid decarboxylase in the rat brain : Immunocytochemical localization in neurons of the rat brain stem. Neuroscience, 1984 ; 11 : 691–713.

49）Karasawa N, Hayashi M, Yamada K, et al. Tyrosine hydroxylase（TH）

‒ and aromatic‒L‒amino acid decarboxylase（AADC）‒immunore-active neurons of the common marmoset（Callithrix jacchus）brain : An immunohistochemical analysis. Acta Histochem Cytochem, 2007 ; 40 : 83‒92.

50）Karoum F, Linnoila M, Potter WZ, et al. Fluctuating high urinary phenylethylamine excretion rates in some bipolar affective disorder patients. Psychiatry Res, 1982 ; 6 : 215‒222.

51）Kippin TE, Kapur S, van der Kooy D. Dopamine specifically inhibits forebrain neural stem cell proliferation, suggesting a novel effect of antipsychotic drugs. J Neurosci, 2005 ; 25 : 5815‒5023.

52）Kitahama K, Denoyer M, Raynaud B, et al. Immunohistochemistry of aromatic L‒amino acid decarboxylase in the cat forebrain. J Comp Neurol, 1988 ; 270 : 337‒353.

53）Kitahama K, Ikemoto K, Jouvet A, et al. Dopamine synthesizing en-zyme in paraventricular hypothalamic neurons of the human and monkey. Neurosci Lett, 1998 ; 243 : 1‒4.

54）Kitahama K, Ikemoto K, Jouvet A, et al. Aromatic L‒amino acid de-carboxylase and tyrosine hydroxylase immunohistochemistry in the adult human hypothalamus. J Chem Neuroanat, 1998 ; 16 : 43‒55.

55）Kitahama K, Araneda S, Geffard M, et al. Tyramine‒immunoreactive neuronal structures in the rat brain : Abundance in the median emi-nence of the mediobasal hypothalamus. Neurosci Lett, 2005 ; 383 : 215 ‒219.

56）Kitahama K, Geffard M, Araneda S, et al. Localization of L‒DOPA uptake and decarboxylating neuronal structures in the cat brain us-ing dopamine immunohistochemistry. Brain Res, 2007 ; 1167 : 56‒70.

57）Kitahama K, Ikemoto K, Jouvet A, et al. Aromatic L‒amino acid de-carboxylase‒immunoreactive structures in human midbrain, pons, and medulla. J Chem Neuroanat, 2009 ; 38 : 130‒140.

58）北浜邦夫. AADC を有する非モノアミン細胞（D 細胞）の性質につい て. 福島医学雑誌, 2011 ; 61 : 55‒58.

59）Koblan KS, Kent J, Hopkins SC, et al. A non‒D2‒receptor‒binding drug for the treatment of schizophrenia. N Engl J Med, 2020 ; 382 : 1497‒1506.

60）Komori K, Karasawa Y, Nagatsu I, et al. Some neurons of the mouse cortex and caudo‒putamen contain aromatic L‒amino acid decarboxylase but monoamines. Acta Histochem Cytochem, 1991 ; 24 : 571 ‒577.

61）Kononenko NL, Wolfenberg H, Pfluger HJ. Tyramine as an independent transmitter and a precursor of octopamine in the locust central nervous system : An immunocytochemical study. J Comp Neurol, 2009 ; 512 : 433‒452.

62）Lewin AH, Navarro HA, Gilmour BP. Amiodarone and its putative metabolites fail to activate wild type hTAAR1. Bioorg Med Chem Lett, 2009 ; 19 : 5913‒5914.

63）Lindemann L, Meyer CA, Jeanneau K, et al. Trace amine‒associated receptor 1 modulates dopaminergic activity. J Pharmacol Exp Ther, 2008 ; 324 : 948‒956.

64）Ludewick HP, Schwab SG, Albus M, et al. No support for an association with TAAR6 and schizophrenia in a linked population of European ancestry. Psychiatr Genet, 2008 ; 18 : 208‒210.

65）McGlashan TH, Hoffman RE. Schizophrenia as a disorder of developmentally reduced synaptic connectivity. Arch Gen Psychiatry, 2000 ; 57 : 637‒648.

66）Miller GM. The emerging role of trace amine‒associated receptor 1 in the functional regulation of monoamine transporters and dopaminergic activity. J Neurochem, 2011 ; 116 : 164‒176.

67）Moises HW, Waldmeier P, Beckmann H. Urinary phenylethylamine correlates positively with hypomania, and negatively with depression, paranoia, and social introversion on the MMPI. Eur Arch Psychiatry Neurol Sci, 1986 ; 236 : 83‒87.

68）Mukai K, Kim J, Nakajima K. Electrophysiological effects of orexin/

hypocretin on nucleus accumbens shell neurons in rats : An in vitro study. Peptides, 2009 ; 30 : 1487-1496.

69) Mura A, Linder JC, Young SJ, et al. Striatal cells containing aromatic L-amino acid decarboxylase : An immunohistochemical comparison with other classes of striatal neurons. Neuroscience, 2000 ; 98 : 501-511.

70) Nagatsu I, Sakai M, Yoshida M. Aromatic L-amino acid decarboxylase -immunoreactive neurons in and around the cerebrospinal fluid-contacting neurons of the central canal do not contain dopamine or serotonin in the mouse and rat spinal cord. Brain Res, 1988 ; 475 : 91-102.

71) Nakamura S, Akiguchi I, Kimura J. Topographic distributions of mono-amine oxidase-B-containing neurons in the mouse striatum. Neurosci Lett, 1995 ; 184 : 29-31.

72) Olbrich HM, Valerius G, Rüsch N, et al. Frontolimbic glutamate alter-ations in first episode schizophrenia : Evidence from a magnetic reso-nance spectroscopy study. World J Biol Psychiatry, 2008 ; 9 : 59-63.

73) Pae CU, Drago A, Kim JJ, et al. TAAR6 variation effect on clinic pre-sentation and outcome in a sample of schizophrenic in-patients : An open label study. Eur Psychiatry, 2008 ; 23 : 390-395.

74) Penttilä M, Jääskeläinen E, Hirvonen N, et al. Duration of untreated psychosis as predictor of long-term outcome in schizophrenia : Sys-tematic review and meta-analysis. Br J Psychiatry, 2014 ; 205 : 88-94.

75) Piazza J, Hoare T, Molinaro L, et al. Haloperidol-loaded intranasally administere lectin functionalized poly (ethylene glycol)-block-poly (D, L)-lactic-co-glycolic acid (PEG-PLGA) nanoparticles for the treatment of schizophrenia. Eur J Pharm Biopharm, 2014 ; 87 : 30-39.

76) Prestia A, Boccardi M, Galluzzi S, et al. Hippocampal and amygdalar volume changes in elderly patients with Alzheimer's disease and schizophrenia. Psychiatry Res, 2011 ; 31 : 77-83.

77) Raab S, Wang H, Uhles S, et al. Incretin-like effects of small molecule

trace amine-associated receptor 1 agonists. Mol Metab, 2015 ; 5 : 47–56.

78) Raedler TJ, Knable MB, Weinberger DR. Schizophrenia as a developmental disorder of the cerebral cortex. Curr Opin Neurobiol, 1998 ; 8 : 157–161.

79) Reif A, Fritzen S, Finger M, et al. Neural stem cell proliferation is decreased in schizophrenia, but not in depression. Mol Psychiatry, 2006 ; 11 : 514–522.

80) Revel FG, Moreau J-C, Gainetdinov RR, et al. TAAR1 activation modulates monoaminergic neurotransmission, preventing hyperdopaminergic and hypoglutamatergic activity. Proc Natl Acad Sci USA, 2011 ; 108 : 8485–8490.

81) Revel FG, Moreau J-C, Gainetdinov RR, et al. Trace amine-associated receptor 1 partial agonism reveals novel paradigm for neuropsychiatric therapeutics. Biol Psychiatry, 2012 ; 72 : 934–942.

82) Revel FG, Moreau JL, Hoener MC, et al. A new perspective for schizophrenia : TAAR1 agonists reveal antipsychotic- and antidepressant-like activity, improve cognition and control body weight. Mol Psychiatry, 2013 ; 18 : 543–556.

83) Rund BR. Is there a degenerative process going on in the brain of people with schizophrenia? Front Hum Neurosci, 2009 ; 3 : 36.

84) Rutigliano G, Braunig J, Zucchi R, et al. Non-functional trace amine-associated receptor 1 variants in patients with mental disorders. Front Pharmacol, 2019 ; 10 : 1027.

85) Sabelli HC, Mosnaim AD. Phenylethylamine hypothesis of affective behavior. Am J Psychiatry, 1974 ; 131 : 695–699.

86) Sabelli H, Fink P, Fawcett J, et al. Sustained antidepressant effect of PEA replacement. J Neuropsychiatry Clin Neurosci, 1996 ; 8 : 168–171.

87) Sanai N, Tramontin AD, Quiñones-Hinojosa A, et al. Unique astrocyte ribbon in adult human brain contains neural stem cells but lacks

chain migration. Nature, 2004 ; 427 : 740–744.

88) Sandler M, Ruthven CR, Goodwin BL, et al. Deficient production of tyramine and octopamine in cases of depression. Nature, 1979 ; 278 : 357–358.

89) Satoi M, Matsuishi T, Yamada S, et al. Decreased cerebrospinal fluid levels of beta–phenylethylamine in patients with Rett syndrome. Ann Neurol, 2000 ; 47 : 801–803.

90) Scammell TE, Garashchenko DY, Mochizuki T, et al. An adenosine A2a agonist increases sleep and induces Fos in ventrolateral preoptic neurons. Neuroscience, 2001 ; 107 : 653–663.

91) Schalling M, Friberg K, Bird E, et al. Presence of cholecystokinin mRNA in dopamine cells in the ventral mesencephalon of a human with schizophrenia. Acta Physiol Scand, 1989 ; 137 : 467–468.

92) Schwartz MD, Black SW, Fisher SP, et al. Trace amine–associated receptor 1 regulates wakefulness and EEG spectral composition. Neuropsychopharmacology, 2017 ; 42 : 1305–1314.

93) Sekine Y, Iyo M, Ouchi Y, et al. Methamphetamine–related psychiatric symptoms and reduced brain dopamine transporters studied with PET. Am J Psychiatry, 2001 ; 158 : 1206–1214.

94) Semba J, Nankai M, Maruyama Y, et al. Increase in urinary beta–phenylethylamine preceding the switch from mania to depression : A "rapid cycler". J Nerv Ment Dis, 1988 ; 176 : 116–119.

95) Shakiryanova D, Zettel M, Gu T, et al. Synaptic neuropeptide release induced by octopamine without Ca2+ entry into the nerve terminal. Proc Natl Acad Sci USA, 2011 ; 108 : 4477–4481.

96) Stalder H, Heoner MC, Norcross RD, et al. Selective antagonists of mouse trace amine–associated receptor 1 (mTAAR1) : discovery of EPPTB (RO 5212773). Bioorg Med Chem Lett, 2011 ; 21 : 1227–1231.

97) Szymanski HV, Naylor EW, Karoum F, et al. Plasma phenylethylamine and phenylalanine in chronic schizophrenic patients. Biol Psychiatry, 1987 ; 22 : 194–198.

98) Tashiro Y, Kaneko T, Sugimoto T, et al. Striatal neurons with aromatic L–amino acid decarboxylase–like immunoreactivity in the rat. Neurosci Lett, 1989 ; 100 : 29–34.

99) Tison F, Geffard M, Henry P. Tryptamine is found closely associated to the serotonergic pathways when using an immunohistochemical method of detection in the rat central nervous system. Biog Amines, 1990 ; 7 : 235–248.

100) Toru M, Nishikawa T, Mataga N, et al. Dopamine metabolism increases in post–mortem schizophrenic basal ganglia. J Neural Transm, 1982 ; 54 : 181–191.

101) Vladimirov V, Thiselton DL, Kuo P–H, et al. A region of 35 kb containing the trace amine associate receptor 6 (TAAR6) gene is associated with schizophrenia in the Irish study of high–density schizophrenia families. Mol Psychiatry, 2007 ; 12 : 842–853.

102) Watis L, Chen SH, Chua HC, et al. Glutamatergic abnormalities of the thalamus in schizophrenia : A systematic review. J Neural Transm, 2008 ; 115 : 493–511.

103) Wen Z, Yan Z, Hu K, et al. Odorranalectin–conjugated nanoparticles : Preparation, brain delivery and pharmacodynamic study on Parkinson's disease following intranasal administration. J Control Release, 2011 ; 151 : 131–138.

104) Wolinsky TD, Swanson CJ, Smith KE, et al. The trace amine 1 receptor knockout mouse : An animal model with relevance to schizophrenia. Genes Brain Behav, 2007 ; 6 : 628–639.

105) Xie Z, Miller GM. Trace amine–associated receptor 1 is a modulator of the dopamine transporter. J Pharmacol Exp Ther, 2007 ; 321 : 128–136.

106) Xie Z, Miller GM. Trace amine–associated receptor 1 as a monoaminergic modulator in brain. Biochem Pharmacol, 2009 ; 78 : 1095–1104.

107) Yang QH, Ikemoto K, Nishino S, et al. DNA methylation of the mono-

amine oxidases A and B genes in postmortem brains of subjects with schizophrenia. OJ Psych, 2012 ; 2 : 374–383.

108) Zhou G, Miura Y, Shoji H, et al. Platelet monoamine oxidase B and plasma beta‐phenylethylamine in Parkinson's disease. J Neurol Neurosurg Psychiatry, 2001 ; 70 : 229–231.

109) Zucchi R, Chiellini G, Scanlan TS, et al. Trace amine‐associated receptors and their ligands. Br J Pharmacol, 2006 ; 149 : 967–978.

●著者紹介

池本桂子（いけもと けいこ）

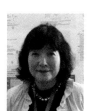

1959年	京都で生まれる
	神戸女学院中高部卒業後，神戸女子薬科大学入学
	（在籍1年）
1985年	国立滋賀医科大学医学部卒業。精神医学講座研修医
1986–1988年	同講座文部教官助手
1988–1991年	財団法人豊郷病院精神科神経科医員
1992–1996年	滋賀医科大学医学研究科博士課程修了
1995–1996年	フランス給費留学生，リヨン，クロードベルナール大学実験医学講座研究員（ミッシェル・ジュヴェ教授）INSERM, CNRS

帰国後，藤田保健衛生大学解剖学講師，国立療養所南花巻病院臨床検査科長＆臨床研究部生化学研究室長（併任），福島県立医科大学神経精神医学講座，兼任講師・併任准教授，臨床教授，太陽の国病院精神科部長，財団法人太田西ノ内病院神経精神センター部長

2010年	いわき市立総合磐城共立病院精神科部長，翌年同主任部長
2018年	病院が改称し，いわき市医療センターとなり，現在に至る

「統合失調症のD-細胞仮説」からみた
精神疾患の新規治療戦略

2021年3月12日　初版第1刷発行

著　　者　池本桂子
発行者　石澤雄司
発行所　㍿星和書店
　　　　〒168-0074　東京都杉並区上高井戸1-2-5
　　　　電話　03（3329）0031（営業部）／03（3329）0033（編集部）
　　　　FAX　03（5374）7186（営業部）／03（5374）7185（編集部）
　　　　http://www.seiwa-pb.co.jp
印刷・製本　中央精版印刷株式会社

©2021 星和書店　　　Printed in Japan　　　ISBN978-4-7911-1072-8

セロトニンと神経細胞・脳・薬物

鈴木映二 著
A5判　264p　定価：本体 2,200円＋税

現代の向精神薬を語る上で不可欠な、セロトニンについての理解。本書は、神経
細胞、脳、薬物との関係からセロトニンを詳しく解説し、SSRI、SDA などの新薬に
ついて、その可能性と限界を明らかにする。

Schizophrenia の分子病態

内在性 D-セリンおよび発達依存的発現制御を受ける遺伝子の意義

西川 徹 著
B5判　48p　定価：本体 2,600円＋税

脳内の分子レベルの探索により統合失調症の発症の謎を解く。常に精神医学の最先
端を歩みつづけた著者の、わが国が世界に誇る研究成果のひとつを収載。

向精神薬の薬物動態学

基礎から臨床まで

加藤隆一 監修
鈴木映二 著
B5判　256p　定価：本体 3,800円＋税

向精神薬の薬物動態の知識を、基礎から臨床場面における実態・問題点まで含め
て解説したテキスト。一般身体科治療薬との相互作用や、患者の年齢・性別・疾患・
食習慣等の影響についても詳述。

発行：星和書店　http://www.seiwa-pb.co.jp

専門医のための
臨床精神神経薬理学テキスト

日本臨床精神神経薬理学会専門医制度委員会 編
下田和孝，古郡規雄 責任編集
B5判　448p　定価：本体 6,800円＋税

臨床精神神経薬理学専門医に必要な基本的知識・技術習得のための教本。『臨床精神神経薬理学テキスト第3版』を引き継ぎつつ一新した、専門医取得済みの方や指導医にも知識の整理に役立つ一冊。

向精神薬開発秘話

村崎光邦 著
B5判　1,408p　定価：本体 60,000円＋税

日本の向精神薬のほぼすべての開発治験に直接携わった著者が、100 剤近くの薬剤の開発の経緯を綴った秘話。始まりの amoxapine から締めくくりの clozapine まで、珠玉の論文 86 編で織りなす "ものがたり"。

こころの病に効く薬

脳と心をつなぐメカニズム入門

渡辺雅幸 著
四六判　248p　定価：本体 2,300円＋税

本書は、脳の構造、神経細胞と活動電位、シナプスの構造と機能など、とかく難解になりがちな解説を非常に分かりやすく説明。さらに、各精神疾患と向精神薬の効果を分かりやすく解説している。

発行：星和書店　http://www.seiwa-pb.co.jp

抗精神病薬受容体の発見ものがたり
精神病の究明を目指して

ニール・シーマン，フィリップ・シーマン 著
渡辺雅幸 著・訳
四六判　292p　定価：本体 2,800 円＋税

1975年のトロント大学における脳内の抗精神病薬の標的（後にドーパミンD2受容体）の発見は、総合失調症のドーパミン仮説の最初の確認であった。本書は、その発見についての物語である。

精神疾患のバイオマーカー

中村 純 編
A5判　304p　定価：本体 5,800 円＋税

統合失調症やうつ病の病態を明らかにし、治療場面でのヒト情報から精神症状と相関する生物学的マーカーを探求する。より精緻な治療への指標となる研究成果が満載！

脳卒中における臨床神経精神医学
第2版
脳血管障害後の認知・行動・情動の障害

ロバート・G・ロビンソン 著
木村真人 監訳
A5判　512p　定価：本体 5,800 円＋税

脳卒中患者は、うつ病をはじめとするいくつかの精神障害を併発する可能性が高い集団である。患者への早期からの治療的介入がうつ病等の発症を予防し、生存率が伸びることなどを詳しく示す。

発行：星和書店　http://www.seiwa-pb.co.jp